U0288891

社区是疫情联防联控、群防群控的关键防线，要推动防控资源和力量下沉，把社区这道防线守严守牢。

——习近平总书记在统筹推进新冠肺炎疫情防控和经济社会发展工作部署会议上的讲话（2020年2月23日）

社区仍然是外防输入、内防反弹的重要防线，关键是要抓好新形势下防控常态化工作。

——习近平总书记给武汉东湖新城社区全体社区工作者的回信（2020年4月8日）

新冠肺炎疫情防控知识

（社区版）

国家卫生健康委员会疾病预防控制局　　指导

中国疾病预防控制中心环境与健康相关产品安全所　　编写

中国言实出版社

图书在版编目（CIP）数据

新冠肺炎疫情防控知识：社区版 / 中国疾病预防控制中心环境与健康相关产品安全所编写；姚孝元主编 . -- 北京：中国言实出版社，2020.3
ISBN 978-7-5171-3452-7

Ⅰ.①新… Ⅱ.①中… ②姚… Ⅲ.①日冕形病毒 – 病毒病 – 肺炎 – 预防（卫生）Ⅳ.① R563.101

中国版本图书馆 CIP 数据核字（2020）第 055637 号

责任编辑	曹庆臻	
	史会美	
责任校对	王建玲	
绘　　图	薄　璐	

出版发行　**中国言实出版社**
　　地　址：北京市朝阳区北苑路 180 号加利大厦 5 号楼 105 室
　　邮　编：100101
　　编辑部：北京市海淀区北太平庄路甲 1 号
　　邮　编：100088
　　电　话：64924853（总编室）　64924716（发行部）
　　网　址：www.zgyscbs.cn
　　E-mail：zgyscbs@263.net

经　　销	新华书店	
印　　刷	徐州绪权印刷有限公司	
版　　次	2020 年 4 月第 1 版	2020 年 4 月第 1 次印刷
规　　格	889 毫米 × 1194 毫米　1/32　3.25 印张	
字　　数	50 千字	
定　　价	16.00 元　ISBN 978-7-5171-3452-7	

出 版 前 言

习近平总书记明确指出，坚持不懈做好疫情防控工作关键靠社区，并强调要充分发挥社区在疫情防控中的重要作用。在这场前所未有的疫情防控斗争中，全国 400 多万社区工作者坚守一线，在 65 万个城乡社区不惧风险、团结奋战，为遏制疫情扩散蔓延、保障群众生活构筑起联防联控、群防群控的强大力量。

为了更好地服务城乡社区抓好新形势下疫情防控常态化工作，进一步加强居民健康防护意识和能力，我们针对社区不同场所、不同人群，以及社区居民在疫情防控中存在的误区，专门组织国家卫健委中国疾控中心支援湖北武汉的疾控和公共卫生专家，编写了《新冠肺炎疫情防控知识（社区版）》。

希望本书的出版，能够帮助广大社区工作者和社区居民掌握更多的疫情防控知识和技能，筑牢疫情防控的安全屏障，保护自己和他人身体健康，奋力实现今年经济社会发展目标任务。

2020 年 4 月

本书编写组

主　编　姚孝元
副主编　程义斌

编写成员（按汉语拼音顺序）

程义斌　段弘扬　房　军　顾　雯
吕锡芳　钱　乐　王佳奇　徐春雨
徐永俊　姚孝元

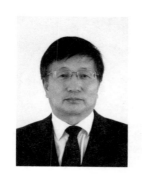

　　姚孝元，中国疾病预防控制中心环境与健康相关产品安全所副所长、研究员。国家环境与健康专家咨询委员会委员、国家卫生健康标委会环境健康标准专业委员会副主任委员兼秘书长、中华预防医学会消毒分会主任委员。

　　长期从事环境污染物对健康影响、气候变化对健康影响、环境与健康法规标准方面的研究。主持国家科技基础资源调查专项"我国区域人群气象敏感性疾病科学调查"项目研究；负责国家公共场所健康危害因素监测项目的技术支持；主持或主要参与《化妆品卫生规范》《公共场所卫生指标及限值要求》《公共场所集中空调通风系统卫生规范》等多项国家和行业标准、规范的制定或修订。获中华预防医学会科学技术奖一等奖1项，中国人民解放军总后勤部科技进步奖二等奖1项，中国人民解放军总后勤部卫生部科技进步三等奖1项，发明专利2项。

CONTENTS

目　录

第二篇 清洁消毒 / 35

第一篇

基本知识

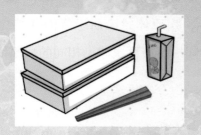

1. 什么是传染病？

传染病是由各种病原体引起的，能在人与人、动物与动物以及人与动物之间互相传播的疾病。传染病的特点包括：有病原体，具有传染性和流行性。

传染病的传播和流行必须具备3个环节，即传染源（能排出病原体的人或动物）、传播途径（病原体传染他人的途径）及易感者（对该种传染病无免疫力者）。

一般来说，病原体感染后患者能获得免疫性，也就是说在短时间内不会再次感染相同的病原体。

传染病的传播和流行
必须具备3个环节

传染源 —— 传播途径 —— 易感者

2. 什么是法定报告传染病？

法定报告传染病指的是《中华人民共和国传染病防治法》规定范围内的特定传染病。法定报告传染病发生时医师或医疗机构须向卫生主管机关报告，并依照法律的规定进行治疗甚至采取隔离等措施。

被列为法定报告的传染病通常具有传播速度快、病情严重、致死率高等特性。目前我国的法定报告传染病分为甲、乙、丙 3 类共 40 种，按照不同的类别进行管理。

2020 年 1 月 20 日，国家卫生健康委员会按照《中华人民共和国传染病防治法》的规定，将新冠肺炎纳入乙类传染病，并采取甲类传染病的预防控制措施。

3. 法定报告传染病分几类?

    按照《中华人民共和国传染病防治法》,法定报告传染病分为甲类、乙类、丙类。

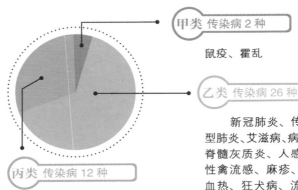

甲类 传染病 2 种

鼠疫、霍乱

乙类 传染病 26 种

新冠肺炎、传染性非典型肺炎、艾滋病、病毒性肝炎、脊髓灰质炎、人感染高致病性禽流感、麻疹、流行性出血热、狂犬病、流行性乙型脑炎、登革热、炭疽、细菌性和阿米巴性痢疾、肺结核、伤寒和副伤寒、流行性脑脊髓膜炎、百日咳、白喉、新生儿破伤风、猩红热、布鲁氏菌病、淋病、梅毒、钩端螺旋体病、血吸虫病、疟疾

丙类 传染病 12 种

流行性感冒、流行性腮腺炎、风疹、急性出血性结膜炎、麻风病、流行性和地方性斑疹伤寒、黑热病、包虫病、丝虫病,除霍乱、细菌性和阿米巴性痢疾、伤寒和副伤寒以外的感染性腹泻病

    上述规定以外的其他传染病,根据其暴发、流行情况和危害程度,需要列入乙类、丙类传染病的,由国务院卫生行政部门决定并予以公布。

4. 新冠肺炎实行甲类传染病管理采取的措施有哪些?

根据《中华人民共和国传染病防治法》规定，新冠肺炎属乙类传染病，疫情期间采取甲类传染病管理，其管理措施包括：

- 划定疫区进行封锁
- 对病人、病原携带者，予以隔离治疗
- 对疑似病人，确诊前在指定场所单独隔离治疗
- 对医疗机构内的病人、病原携带者、疑似病人的密切接触者，在指定场所进行医学观察和采取其他必要的预防措施
- 将新冠肺炎纳入《中华人民共和国国境卫生检疫法》规定的检疫传染病管理

5. 什么是新发传染病？

新发传染病是指 20 世纪 70 年代以来人们新认识到或新发现的能够造成地域性或国际性公共卫生问题的传染病。20 世纪 70 年代至今，全球有 50 多种新发传染病。新发传染病大致可分为 3 类。

1	第一类是疾病在人间早已存在并被人类所认知，但人类并不知道它是传染病，如消化性溃疡、T 淋巴细胞白血病
2	第二类是病原体在人间早已存在，但并未被人类所认知，近年来才被认知，如军团病、莱姆病丙型肝炎等
3	第三类是过去可能不存在，近年来新出现的人类传染病，如艾滋病（获得性免疫缺陷综合征）、SARS（严重急性呼吸综合征）、人感染高致病性禽流感，以及这次出现的新冠肺炎等

6. 什么是传染源？

传染源是指体内有病原体生长、繁殖，并且能将病原体排出体外的人和动物。一般来说，传染源主要为传染病患者、病原携带者和受感染的动物。

传染病患者由于体内存在大量病原体，又有咳嗽、腹泻、打喷嚏等临床症状，容易将病原体排出体外。因此，患者是最主要的传染源。

7. 什么是传播途径？

传播途径是指病原体从传染源排出体外，侵入新的易感宿主之前，在外环境中所经历的全部过程。常见传播途径包括经空气传播、经水传播、经食物传播、经接触传播、经节肢动物传播、经土壤传播、医源性传播和垂直传播（母婴传播）等。

8. 什么是易感人群？

易感人群是指对某种传染病病原体缺乏免疫力，容易感染该病原体的人群。

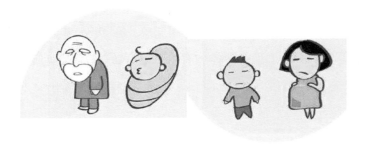

9. 什么是飞沫传播？

病原体由传染源通过咳嗽、打喷嚏、谈话排出的分泌物和飞沫，将病毒传染给易感者，从而造成人群感染称为飞沫传播。

飞沫可以通过一定的距离（一般是 1～2 米）进入易感的黏膜表面。由于飞沫颗粒较大（＞5μm），不会长时间悬浮在空气中。日常面对面说话、咳嗽、打喷嚏都可能造成飞沫传播。如果周围有疑似感染者，应佩戴口罩并尽量保持 2 米以上的距离。

10. 什么是接触传播?

接触传播分为直接接触传播和间接接触传播。直接接触传播指病原体从传染源直接传播至易感者合适的侵入门户。间接接触传播指间接接触了被传染源污染的物品所造成的传播。比如,手及日常生活用品(床上用品、玩具、食具、衣物等)被传染源的排泄物或分泌物污染后,可起到传播病原体的作用,此类传播又称日常生活接触传播。

11. 什么是气溶胶传播?

气溶胶是指悬浮在气体介质中的固态或液态颗粒所组成的气态分散系统。气溶胶颗粒大小通常在 $0.01 \sim 10 \mu m$ 之间。气溶胶传播是指含有病原体的飞沫在空气中形成的气溶胶,被吸入后导致感染。在相对封闭的环境中,长时间暴露于高浓度气溶胶情况下,存在经气溶胶传播的可能。粪便及尿对环境污染,也可能造成气溶胶传播。

12. 什么是粪口传播?

粪口传播是指细菌、病毒通过大便排出体外污染环境,然后经呼吸道、消化道感染人。

13. 什么是社区传播?

社区传播是指某地区发现的新发病例中出现了没有明确流行病学史的本地病例。

以新冠肺炎为例,如果出现了不是来自武汉市或湖北省其他地区,也没有与疑似和确诊新冠肺炎患者接触的新病例,则可判断该地出现了社区传播。

14. 什么是聚集性发病?

聚集性发病是指 14 天内在小范围(如家庭、办公楼、学校班级、车间等场所),出现 2 例及以上发热和(或)呼吸道症状的病例。

15. 什么是聚集性疫情？

聚集性疫情是指 14 天内在小范围（如家庭、办公楼、学校班级、车间等场所）发现 2 例及以上确诊病例或无症状感染者，且存在人际传播的可能性，或共同暴露而感染的可能性。

16. 发现聚集性疫情后应如何报告？

疾控机构接到聚集性疫情报告，请尽快核实并在 2 小时内在突发公共卫生事件报告管理信息系统进行网络直报，同时报告当地卫生健康行政部门，由当地卫生健康行政部门立即报告当地人民政府，同时报告上级卫生健康行政部门和国务院卫生健康主管部门。

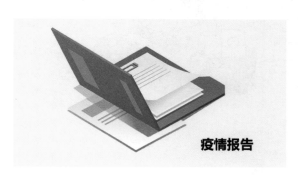

疫情报告

17. 什么是隔离?

　　隔离是指把处在传染期的患者或病原携带者安置于特定医院、病房或其他不能传染给他人的环境中,防止病原体向外扩散和传播,以便于对患者和病原携带者的管理和患者的治疗。

　　隔离是预防和控制传染病的一项重要措施。隔离期限取决于不同传染病传染期的长短,一般应将传染源隔离至不再排出病原体为止。

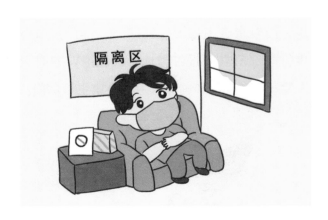

18. 哪些人需要隔离？

新型冠状病毒感染的患者和疑似患者需要隔离治疗，密切接触者要进行隔离医学观察。

---

19. 密切接触者应该如何做好居家隔离？

密切接触者应按照当地规定到指定隔离点集中隔离；不能集中隔离的，可居家隔离并医学观察 14 天，在居家观察期间需与社区负责医学观察的人员保持联系，了解病情观察和护理要点，掌握家庭预防的洗手、通风、防护和消毒措施，并每日向社区报告观察结果。过了 14 天，如果没有发病，才可以判定密切接触者未被感染。

20. 为什么要进行医学观察?

医学观察是指对曾经与传染病患者或者疑似传染病患者有密切接触的人，也就是密切接触者，按照传染病的最长潜伏期采取隔离措施，观察其健康状况。进行医学观察能使密切接触者在疾病的潜伏期和进展期内及早获得诊断、治疗与救护，可减少和避免他们将病原体传播给健康人群。这是一项针对疑似患者、密切接触者和周围人群的医学保护措施。

21. 什么是疫苗?

疫苗是指病原微生物或其代谢产物经处理后，失去毒性但抗原性被保留，可用于预防接种的生物制品。接种疫苗可以使人体自身的免疫系统产生特异性抗体，预防相关传染病。

22. 什么是抗体?

抗体是人体免疫系统中的 B 细胞在接受了相应抗原（如疫苗）刺激后所产生的糖蛋白。抗体可以通过与相应抗原进行特异性结合，减少病原体对人体的攻击，使人体免受感染。

---

23. 什么是病毒?

病毒是一种没有细胞结构，必须寄生在活细胞内并以复制方式增殖的非细胞型特殊生物。它的个体极其微小，大部分需要在电子显微镜下才能观察到。病毒的结构非常简单，仅由蛋白质外壳和内部的遗传物质组成，蛋白质外壳称为衣壳，遗传物质多为 RNA 或 DNA。病毒不能独立生存，必须生活在其他生物的细胞内，一旦离开活细胞就无任何生命活动迹象表现。

24. 什么是冠状病毒？

冠状病毒按照病毒分类标准属于冠状病毒科（Coronaviridae）冠状病毒属（Coronavirus）。冠状病毒是具有包膜（envelope）的正链单股RNA病毒。冠状病毒是一类主要引起呼吸道、胃肠道疾病的病原体，这类病毒颗粒的表面有许多排列规则的突起，整个病毒颗粒就像国王的皇冠，因此得名"冠状病毒"。冠状病毒除感染人类外，还可感染猪、牛、猫、犬、貂、骆驼、蝙蝠、老鼠、刺猬等多种哺乳动物和鸟类。

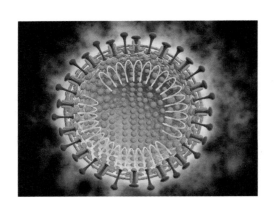

25. 什么是新型冠状病毒？

到目前为止，已知的人类冠状病毒有 7 种。其中，4 种冠状病毒在人群中较少见，致病性较低，一般仅引起类似普通感冒的轻微呼吸道症状。另外 3 种呼吸道病毒，则能引起严重的、突发的急性传染病，分别是：

- 严重急性呼吸综合征冠状病毒，简称 SARS 冠状病毒（SARS-CoV）
- 中东呼吸综合征冠状病毒，简称 MERS 冠状病毒（MERS-CoV）
- 引起此次新型冠状病毒肺炎（新冠肺炎）的 2019 新型冠状病毒（2019-nCoV）

2019 年发现的新型冠状病毒是以前从未在人体中发现的冠状病毒新毒株，世界卫生组织将其命名为"2019-nCoV（2019 新型冠状病毒）"。

26. 新型冠状病毒有什么特点？

新型冠状病毒属于 β 属的冠状病毒，有包膜，颗粒呈圆形或椭圆形，常为多形性，直径 60 ～ 140nm，其基因特征与 SARS-CoV 和 MERS-CoV 有明显区别，目前研究显示与蝙蝠 SARS 样冠状病毒同源性达 85% 以上，体外分离培养时，2019-nCoV 在 96 个小时左右即可在人呼吸道上皮细胞内被发现，而在 Vero-E6 和 Huh-7 细胞系中分离培养。

新型冠状病毒对紫外线和热敏感，以下方法或消毒剂均可有效灭活新型冠状病毒

- 56℃ 条件下 30 分钟
- 乙醚
- 75% 医用酒精等醇类消毒剂
- 含氯消毒剂（如 84 消毒液等）
- 含碘消毒剂（如碘伏等）
- 过氧化物类消毒剂（如过氧乙酸消毒剂和过氧化氢消毒剂等）

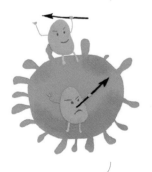

27. 新冠病毒在环境中能存活多久？

新型冠状病毒在空气气溶胶中存活最多 3 小时，中位半衰期为 2 小时 42 分钟；在纸质材料可存活 24 小时，在铜表面存活最长 4 小时，在塑料和不锈钢表面则可存活 2 ～ 3 天。

---

28. 新型冠状病毒是怎样从动物传染到人的？

很多的人病毒都来自于动物病毒，病毒想要生存必须要有感染的宿主，动物就是一个很好的宿主。野生动物更易接触不明来源的病原微生物，当人食用未熟的动物或接触了感染病毒的动物后，或病毒得到适应性改变从而引发人类疾病。

29. 哪些野生动物可能携带冠状病毒?

很多野生动物都可能携带病原体,成为某些传染病的传播媒介,蝙蝠、果子狸、竹鼠、獾、穿山甲等是冠状病毒的常见宿主。如同导致 2003 年的 SARS 冠状病毒一样,新型冠状病毒在从动物到人的传染过程中很可能存在未知的中间宿主媒介。

30. 新型冠状病毒的传染性如何?

新型冠状病毒具有一定的传播强度,如果不采取防护措施,理论上 1 例患者 1 次可以将病毒传播给 2 ~ 4 个人。目前资料显示,新型冠状病毒的传染性强于 SARS 病毒。

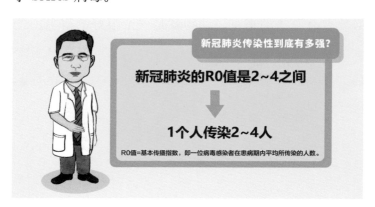

31. 新型冠状病毒的致病性如何？

尽管新型冠状病毒（2019-nCoV）可导致严重的呼吸道疾病，但临床证据表明，它的致病性通常低于SARS病毒，但传染性明显强于SARS病毒。

32. 什么是新冠肺炎？

新冠肺炎是新型冠状病毒肺炎的简称，是一种由新型冠状病毒引起的急性感染性肺炎。

2020年2月7日，国家卫生健康委员会将该病命名为"新型冠状病毒肺炎"，简称"新冠肺炎"；2月11日，世界卫生组织将该病命名为Corona Virus Disease 2019，简称COVID-19。

世界卫生组织于2020年1月30日将新冠肺炎疫情列为国际关注的突发公共卫生事件（PHEIC），3月11日宣布新冠肺炎疫情大流行。

33. 新冠肺炎的传染源是什么？

传染源主要是新型冠状病毒感染的患者，无症状感染者也可成为传染源。

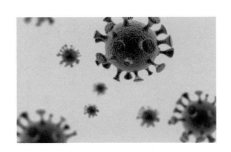

34. 新冠肺炎的传播途径是什么？

经呼吸道飞沫和密切接触传播是主要的传播途径。在相对密闭的环境中长时间暴露于高浓度气溶胶情况下存在经气溶胶传播的可能。由于在粪便及尿中可分离到新型冠状病毒，应注意粪便及尿对环境污染造成气溶胶或接触传播。

35. 感染新型冠状病毒后的潜伏期是多久？

基于目前的临床病学调查，潜伏期一般为 1 ~ 14 天，多为 3 ~ 7 天。

---

36. 感染新型冠状病毒后有哪些主要症状？

主要症状以发热、干咳、乏力为主要表现。少数患者伴有鼻塞、流涕、咽痛、肌痛和腹泻等症状。重症患者多在发病一周后出现呼吸困难和（或）低氧血症，严重者可快速发展为急性呼吸窘迫综合征、脓毒症休克、难以纠正的代谢性酸中毒和出凝血功能障碍及多器官功能衰竭等。目前，缺乏针对病原体的有效抗病毒药物，对新冠肺炎的治疗以隔离治疗、对症支持治疗为主。

- 值得注意的是重型、危重型患者病程中可为中低热，甚至无明显发热
- 部分儿童及新生儿病例症状可不典型，表现为呕吐、腹泻等消化道症状或仅表现为精神弱、呼吸急促
- 轻型患者仅表现为低热、轻微乏力等，无肺炎表现

37. 什么是新冠肺炎无症状感染者?

呼吸道等标本新型冠状病毒病原学或血清特异性IgM 抗体检测阳性者，称为新冠肺炎无症状感染者。主要通过密切接触者筛查、聚集性疫情调查和传染源追踪调查等途径发现。

38. 什么是新型冠状病毒核酸检测阳性？

新型冠状病毒感染人体后，会在细胞内大量复制增殖。通过分子生物学手段可以检测到体内存在的病毒，方法是对新型冠状病毒的特异性核酸进行检测，检测到了特异性核酸，就可判定新型冠状病毒核酸检测阳性。核酸检测阳性，一般表明已经感染了冠状病毒，可能有症状，也可能没有症状。

39. 新冠肺炎与普通感冒、流感有什么不同？

三者的病原体不同，新冠肺炎的症状与普通感冒和流感存在一定的差别。

普通感冒主要是鼻塞、流涕、打喷嚏等上呼吸道症状，无明显发热、乏力、头痛、关节痛、周身不适、食欲不振等症状，一般上呼吸道症状较重，但全身表现较轻。

流感是由流感病毒感染引起的呼吸道传染病，发病急，会出现高热、咽痛、头痛、肌痛、乏力、食欲下降等症状。

新冠肺炎主要症状是发热、乏力、干咳，少数患者伴有鼻塞、流涕、咽痛、肌痛和腹泻等症状，诊断还需结合流行病学史和实验室检测结果确认。

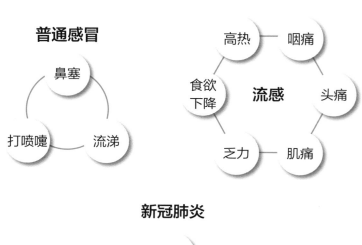

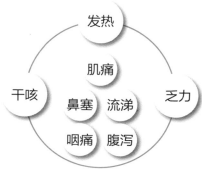

40. 发热一定是得了新冠肺炎吗？

新冠肺炎的主要症状之一是发热，但并不代表发热了就一定是得了新冠肺炎，很多疾病也会有发热症状。临床上确诊新冠肺炎，除了要求符合相应的流行病学史、临床表现之外，还需要采集痰液、咽拭子等呼吸道标本进行病毒核酸检测。

---

41. 出现了发热症状应该怎么就医？

疫情流行期间，如出现发热，应及时报告社区或工作单位，配合做好相关排查、诊治。

● 就诊期间，应全程佩戴医用外科口罩或 N95 口罩，到发热门诊就诊

- 就医时，应如实讲述患病和既往就医情况，尤其是应告知医生近期旅行和居住史、与新冠肺炎患者或无症状感染者的接触史、动物接触史等；配合疾控人员开展流行病学调查
- 若被诊断为新冠肺炎疑似病例，就会被收治入院隔离治疗。同时，采集咽拭子、痰液等标本进行新型冠状病毒检测，采取血液标本进行血清新型冠状病毒特异性抗体检测。如果任一检测结果为阳性，则被诊断为新冠肺炎确诊病例

42. 怀疑自己感染了新型冠状病毒怎么办？

如果怀疑自己感染了新型冠状病毒，要进行自行隔离，戴上口罩，注意通风和个人卫生，做好体温监测，与家人保持适当距离；及时报告社区或工作单位，到就近的定点救治医院发热门诊就诊。

43. 怀疑身边有人感染了新型冠状病毒应该怎么办?

如果怀疑身边的人感染了新型冠状病毒,首先应自己佩戴好口罩,注意个人防护,与对方保持适当距离,避免与对方近距离交流。然后建议对方报告社区或所在单位,及时前往定点医院就诊。

44. 新型冠状病毒对每个人都易感吗?

新型冠状病毒是新型病毒,人群普遍缺乏免疫力,对所有人群普遍易感。老年人及有基础疾病者感染该病毒后症状较重,儿童及婴幼儿也有发病。

45. 什么是新冠肺炎疑似病例？

新冠肺炎疑似病例是指具有流行病学史中的任意一条，并同时符合临床表现中的任意两条者；或无明确流行病学史，但符合临床表现中的全部三条者。

流行病学史包括

1 发病前 14 天内有疫区及其周边地区，或国内其他有病例报告的社区，或境外疫情严重国家或地区的旅行史或居住史

2 发病前 14 天内与新型冠状病毒感染者（核酸检测阳性者）有接触史

3 发病前 14 天内曾接触过来自疫区及其周边地区，或国内其他有病例报告的社区，或境外疫情严重国家或地区的发热或有呼吸道症状的患者

4 聚集性发病：14 天内在小范围内（如家庭、办公室、学校班级、车间等场所），出现 2 例及以上发热和（或）呼吸道症状的病例

临床表现包括

- 发热和（或）呼吸道症状
- 具有新冠肺炎影像学特征
- 发病早期白细胞总数正常或降低，淋巴细胞计数正常或减少

46. 什么是新冠肺炎确诊病例？

当疑似病例具备以下病原学或血清学证据之一时，疑似病例为新冠肺炎确诊病例。

1	实时荧光 RT-PCR 检测新型冠状病毒核酸阳性
2	病毒基因测序，与已知的新型冠状病毒高度同源
3	血清新型冠状病毒特异性 IgM 抗体和 IgG 抗体阳性；血清新型冠状病毒特异性 IgG 抗体由阴性转为阳性或恢复期较急性期 4 倍及以上升高

47. 什么是新冠肺炎密切接触者？

密切接触者指从疑似病例和确诊病例症状出现前2天开始，或无症状感染者标本采样前2天开始，未采取有效防护与其有近距离接触的人员。

---

48. 目前针对新冠肺炎有无特效药物和疫苗？

目前无特效药，只能对症支持治疗。针对新冠肺炎，药物和疫苗的研发都在进行中，同时国家也在对一些中药进行观察研究。

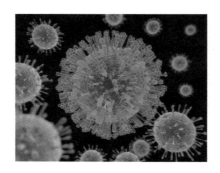

49. 新冠肺炎疫情防控"四早"原则是什么？

早发现、早报告、早隔离、早治疗是有效防控新冠肺炎的重要手段。

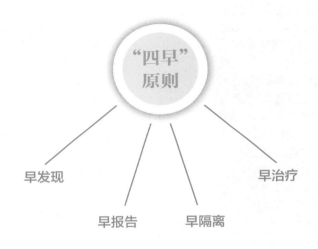

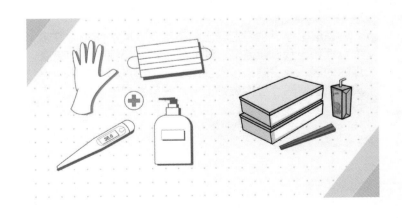

50. 新冠肺炎患者痊愈后需要注意什么？

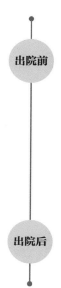

患者出院前定点医院要对其临床症状、体征、实验室与影像学检查结果等综合评估，明确后续跟踪随访事项，要为出院患者安排好2～4周的随访复诊计划，并及时将出院患者信息推送至患者辖区或居住地居委会和基层医疗机构

出院前

出院后

患者出院后应严格居家隔离，尽可能居住在通风良好的单人房间，并减少与家人的密切接触；做到分餐饮食，做好手卫生和日常清洁，避免外出活动；要按照复诊计划在定点医院进行复诊，一般在患者出院后第2周、第4周进行

基层医疗机构要指导出院患者及家属按要求做好隔离管理和自我健康监测。湖北省武汉市等设有集中隔离点的地区，卫生健康行政部门要指导定点医院与集中隔离点、基层医疗机构做好衔接。一旦发现出院患者出现发热、咳嗽等临床表现，应尽快将其转至定点医院进一步治疗

第二篇

清洁消毒

51. 什么是消毒？

消毒是指杀灭或清除传播媒介上病原微生物，使其达到无害化的处理。在新冠肺炎疫情期间，科学精准的消毒措施是切断病毒传播途径的最有效手段之一。

---

52. 什么是灭菌？

灭菌是指杀灭或清除传播媒介上一切微生物的处理。

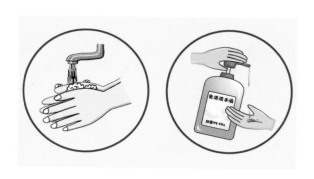

53. 消毒和灭菌是一回事吗？

消毒和灭菌不是一回事。简单来说，消毒是指杀死病原微生物，也就是对人体具有致病性的微生物。而灭菌是杀灭或清除传播媒介上一切微生物的处理，包括细菌、病毒、真菌、支原体、衣原体、芽孢在内的一切致病或非致病微生物。消毒只要求达到无害化水平，而灭菌则要求达到没有一个活的微生物存在的无菌水平。

54. 什么是预防性消毒？

预防性消毒是指在未发现明确传染源的情况下，对可能被传染病病原微生物污染的场所、物品和人体所进行的消毒，如饮用水消毒、餐（饮）具消毒、物体表面消毒及手消毒等。

55. 社区如何进行预防性消毒？

小区环境应定期做好卫生清洁，对高频接触的门禁按钮、电梯按钮、门把手、扶手等，可以使用含有效氯 250mg/L 的含氯消毒液擦拭消毒，每天 1 ~ 2 遍。小区垃圾集中投放点每次清运后，对垃圾存放处、垃圾桶使用含有效氯 1000mg/L 的含氯消毒液喷洒消毒。小区绿化、道路、门道走廊处一般不需要消毒。

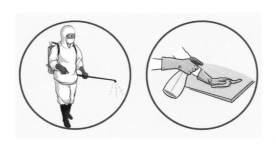

56. 什么是终末消毒？

终末消毒是指当传染源离开、痊愈或死亡后对疫源地进行的彻底消毒，清除传染源播散在外界环境中的所有病原体，确保终末消毒后的场所及其中的各种物品不再有病原体的存在。

57. 如何进行终末消毒？

终末消毒对象包括室内空气、地面、墙面、物体表面、衣服被褥等纺织品、餐（饮）具、病人转运交通工具、生活垃圾、医疗废物等。

空气一般可用含 0.2% 过氧乙酸或 3% 过氧化氢或 500mg/L 二氧化氯，按 20ml/m³ 的量用超低容量喷雾法对空气进行消毒。

地面、墙面、物体表面等可用有效氯为 1000mg/L 的含氯消毒液或 500mg/L 的二氧化氯消毒剂擦拭或喷洒消毒。

衣服被褥等纺织品、餐（饮）具等可用有效氯为 500mg/L 含氯消毒液浸泡 30 分钟后或煮沸消毒 30 分钟，再用清水洗净。

终末消毒的顺序一般为：

- 先外后内、先上后下
- 先清洁房间内污染严重的场所，依次对门、地面、家具、墙壁等进行喷雾消毒

现场终末消毒工作应在当地疾病预防控制机构的指导下，由专业人员进行消毒。

58. 消毒次数是否越多越好？

不是的。消毒频次应根据消毒对象的污染来源和污染程度进行增加或减少，消毒次数过多属于过度消毒。消毒剂频繁使用，会刺激人的皮肤和呼吸系统，腐蚀消毒对象，也会污染环境。

59. 常用消毒剂有哪些？

常用的消毒剂包括含氯消毒剂、二氧化氯、过氧乙酸、季铵盐类消毒剂、含碘消毒剂、醇类消毒剂、酚类消毒剂等。不同的消毒剂有不同的适用范围，如含氯消毒剂主要适用于物体表面、织物等污染物品以及水、果蔬和餐（饮）具等的消毒；二氧化氯消毒剂主要适用于水（饮用水、医院污水）、物体表面、食饮具、食品加工工具和设备、瓜果蔬菜、医疗器械（含内镜）和空气的消毒处理；醇类消毒剂主要用于皮肤消毒，也可用于较小物体表面的擦拭消毒。

60. 含氯消毒液使用注意事项有哪些?

含氯消毒液要现用现配。在配置及使用时，要佩戴手套及口罩等个人防护用品。如不慎溅入眼睛，应立即用水冲洗，严重者应就医。

- 含氯消毒液不可与其他酸性清洁剂（如洁厕液）混合使用，不可直接对人体喷洒消毒
- 含氯消毒液对金属有腐蚀作用，对织物有漂白、褪色作用，金属和有色织物慎用
- 含氯消毒液不得口服，置于儿童不易触及处

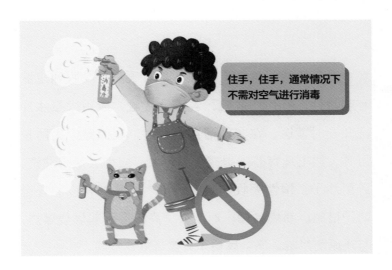

41

61. 二氧化氯消毒剂使用注意事项有哪些?

二氧化氯为外用消毒剂,不得口服,置于儿童不易触及处。不宜与其他消毒剂、碱或有机物混用。本品有漂白作用,对金属有腐蚀性。使用时应戴手套,避免高浓度消毒剂接触皮肤和吸入呼吸道,如不慎溅入眼睛,应立即用水冲洗,严重者应就医。

---

62. 过氧乙酸消毒剂使用注意事项有哪些?

过氧乙酸消毒剂有腐蚀性,对眼睛、黏膜和皮肤有刺激性,有灼伤危险,若不慎接触,应用大量水冲洗并及时就医。在实施消毒作业时,应佩戴个人防护用具。如出现容器破裂或渗漏现象,应用大量水冲洗,或用沙子、惰性吸收剂吸收残液,并采取相应的安全防护措施。易燃易爆,遇明火、高热会引起燃烧爆炸,与还原剂接触,遇金属粉末有燃烧爆炸危险。

63. 含碘消毒剂使用注意事项有哪些？

含碘消毒剂为外用消毒液，禁止口服。置于儿童不易触及处。对碘过敏者慎用。密封、避光，置于阴凉通风处保存。

---

64. 酚类消毒剂使用注意事项有哪些？

苯酚、甲酚对人体有毒性，在对环境和物体表面进行消毒处理时，应做好个人防护，如有高浓度溶液接触到皮肤，可用乙醇擦去或大量清水冲洗。消毒结束后，应对所处理的物体表面、织物等对象用清水进行擦拭或洗涤，去除残留的消毒剂。不能用于细菌芽孢污染物品的消毒，不能用于医疗器械的高中水平消毒，苯酚、甲酚为主要杀菌成分的消毒剂，不适用于皮肤、黏膜消毒。

65. 季铵盐类消毒剂使用注意事项有哪些?

季铵盐类消毒剂为外用消毒剂,不得口服。置于儿童不易触及处。避免接触有机物和拮抗物。不能与肥皂或其他阴离子洗涤剂同用,也不能与碘或过氧化物(如高锰酸钾、过氧化氢、磺胺粉等)同用。

---

66. 疫情防控期间科学消毒,遵循的"五加强"原则是什么?

1	要加强隔离病区、病人住所随时消毒和终末消毒
2	要加强医院、机场、车站等人员密集场所的环境物体表面消毒频次
3	要加强高频接触的门把手、电梯按钮等清洁消毒
4	要加强垃圾、粪便和污水收集与无害化处理
5	要加强做好个人手卫生

67. 疫情防控期间防止过度消毒,遵循的"七不宜"原则是什么?

1 不宜对室外环境开展大规模的消毒

2 不宜对外环境进行空气消毒

3 不宜直接使用消毒剂(粉)对人员进行消毒

4 不宜对水塘、水库、人工湖等环境中投加消毒剂(粉)进行消毒

5 不得在有人条件下对空气(空间)使用化学消毒剂消毒

6 不宜用戊二醛对环境进行擦拭和喷雾消毒

7 不宜使用高浓度的含氯消毒剂(有效氯浓度大于1000mg/L)做预防性消毒

68. 如何"杀死"冠状病毒?

目前尚无新型冠状病毒抗力的直接资料,基于以往对冠状病毒的了解,所有经典消毒方法应都能杀灭冠状病毒。2003 年 SARS 疫情暴发时,世界卫生组织在相关指引中仅提到紫外线对冠状病毒杀灭效果差;针对本次新型冠状病毒,仅提出氯己定对其无效。

69. 如何做好居家消毒？

在疫情期间，外出回家后，应及时用洗手液和流动水洗手。桌椅等物体表面每天做好清洁，并定期消毒；有客人（身体健康状况不明）来访后，及时对室内相关物体表面进行消毒，可选择合法有效的消毒剂或消毒湿巾擦拭消毒。

室内做好通风换气，开窗通风时需注意避免室内外温差大而引起感冒。

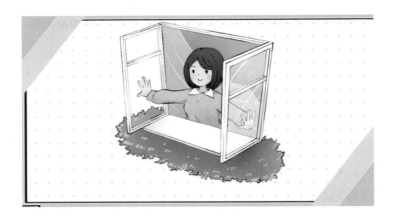

70. 家庭如何正确配制 84 消毒液？

84 消毒液为家庭最常用的消毒剂，其原液一般含 5% 有效氯，需配制为 250mg/L 的浓度后使用。

250mg/L 含氯消毒液配制方法

取 5ml（500ml 包装的矿泉水一瓶盖约为 5ml）84 消毒剂原液加入到 1000ml（2 瓶矿泉水量）的自来水中，相当于 1:200 的比例，均匀搅拌后即可形成有效氯含量为 250mg/L 的消毒液

需要注意的是，消毒液一般现用现配，在空气流通的环境下进行稀释配制，配制时要戴口罩和手套，做好个人防护。

71. 消毒剂能否与清洁剂混合使用？

不能。混合使用可能会降低消毒效果，有时甚至会产生有毒物质，如含氯消毒剂与洁厕液、瓷砖清洁剂等混用会产生有毒的氯气。

72. 皮肤、眼睛沾染上消毒剂后如何紧急处理？

居家使用消毒剂时要提前仔细阅读说明书。皮肤、眼睛不小心溅上消毒剂后，尽快用大量流动水冲洗；如症状较重，需尽快就医。

---

73. 居家哪些物品需要清洁消毒？

居家成员共用物品，如门把手、开关、马桶盖、餐桌、遥控器等，需要每天清洁，必要时进行擦拭消毒。

共用餐具可以选择煮沸消毒，时间不少于 15 分钟。当家庭成员中出现可疑症状（如发热、干咳、乏力等），对其接触物品可用含有效氯 250mg/L 的含氯消毒液进行擦拭，作用 30 分钟后用清水擦拭干净。

- 衣物、毛巾等织物可用含有效氯 250mg/L 的含氯消毒液浸泡后清洗
- 需要注意，含氯消毒液对有色织物有漂白效果

74. 手机、笔记本电脑等电子用品如何清洁消毒？

对手机、笔记本电脑等电子产品要注意进行日常清洁消毒。可用消毒湿巾或医用酒精进行表面擦拭消毒，同时听筒、话筒、耳机孔和充电接线孔以及边缝接合处等部位也需要清洁消毒。**擦拭消毒时，要注意手卫生。**

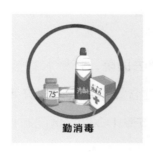

勤消毒

75. 钥匙等小件用品应如何消毒？

钥匙等个人小件用品可采用医用酒精或用消毒湿巾表面擦拭即可。如怀疑被污染，可采用含有效氯250mg/L的含氯消毒液浸泡30分钟，再清洗干净。

76. 白酒能用作家庭消毒吗？

医疗卫生领域常用 75% 的酒精作为消毒剂。新型冠状病毒对酒精敏感，在没有 75% 医用酒精的情况下，可以临时用棉球蘸取高度白酒（60 度以上）擦拭门把手、钥匙等物体表面，或用于皮肤的消毒。

77. 从医院回家后，穿着衣物如何消毒？

如疫情期间去医院，怀疑衣物被污染，可用含有效氯 250mg/L 的含氯消毒液（如有效氯含量 5% 的 84 消毒液原液与水按照 1:200 比例配制）浸泡 30 分钟后，用清水洗净。或者将衣服用 56℃ 以上热水浸泡 30 分钟以上，也可达到消毒目的。

78. 外出回家后，背包、行李箱如何消毒？

皮质（硬质）的背包和行李箱可使用消毒湿巾擦拭清洁消毒，织物材质的可使用喷雾型季铵盐类消毒剂喷洒湿润。

79. 免洗手消毒剂、消毒湿巾应如何使用?

　　免洗手消毒剂按剂型分为 3 类:液体剂型、凝胶剂型和泡沫剂型。后两类消毒剂更易涂抹均匀、不易滴落。使用时,可取适量免洗手消毒剂于手心,双手互搓,均匀涂布。消毒湿巾以无纺布为载体,吸附消毒液或消毒液和表面活性剂,使用时充分擦拭消毒部位,如皮肤或者物体表面等。

● 手部过脏时,不宜使用免洗手消毒剂,要先用流动水清洗干净后,再做手消毒
● 消毒湿巾过了保质期,会降低消毒效果
● 注意密封性,以减少消毒有效成分和水分的挥发

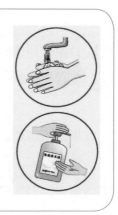

　　氯己定不能有效灭活新型冠状病毒,因此就本次新冠疫情来说,不建议选用该类手消毒剂。

80. 75% 的医用酒精消毒有哪些要注意的地方？

75% 的医用酒精适用于皮肤消毒和小面积的物体表面消毒，不可用于空气消毒，也不要用于大面积的物体表面消毒；不适用于对酒精过敏的人的皮肤消毒；如单一使用酒精进行手消毒，建议消毒后使用护手霜。75% 的酒精易燃易爆，使用时避开火源，置于阴凉、避光、干燥、通风处密封保存，不得口服，避免儿童触及。

---

81. 95% 的医用酒精消毒效果比 75% 的医用酒精好吗？

用 95% 的医用酒精不但不能提高消毒效果，反而因为浓度过高影响最终的消毒效果，同时还造成了一定的浪费。75% 的医用酒精之所以能够杀灭病菌，是因为它能够渗透至病毒内部，破坏病毒蛋白质和遗传物质，从而达到杀灭效果。而浓度过高的 95% 的医用酒精会导致病毒表面蛋白质快速凝固变性，形成一层"保护壳"，使得酒精无法继续深入内部，影响杀灭效果。因此，酒精绝非浓度越高消毒效果越好。

82. 私家车需要消毒吗？

家庭成员身体状况良好，且私家车没有搭载家庭成员以外的人的情况下，做好通风换气，保持车内清洁即可。如需消毒，可使用含有效氯250mg/L的含氯消毒剂对车内进行喷洒或擦拭，需注意消毒30分钟后要用清水擦拭干净，减少含氯消毒剂对物品的腐蚀作用，也可采用消毒湿巾进行擦拭消毒。如家庭成员出现疑似、确诊病人，或运送过其他疑似、确诊病人，需由专业人员对车辆进行终末消毒处理。

83. 社区生活垃圾处理和消毒需要注意哪些？

居民日常生活垃圾要按照要求进行分类投放、分类收集、分类处理。居民丢弃垃圾返回后要立即洗手。社区的生活垃圾要及时清运，对垃圾存放点要定期清洁消毒，可采用含有效氯1000mg/L的含氯消毒剂喷洒消毒。垃圾桶要盖盖，避免造成二次污染。

84. 社区健身场所如何清洁消毒？

- 室内健身场所在营业前，对场所环境和物体表面进行清洁和消毒，可用含有效氯 250mg/L 的含氯消毒剂进行喷洒或擦拭。营业过程中，人员进入时测量体温，体温超过 37.3℃者勿入
- 室外健身场所一般不需要消毒，每日进行清扫保洁。运动健身设施可用含有效氯 250mg/L 的含氯消毒剂进行喷洒或擦拭，视使用器材的人数增减消毒频次。金属器械可以选用季铵盐类消毒剂消毒

- 健身器材需每日进行清洁和消毒，视使用器材的人数增减消毒频次。金属器械可以选用季铵盐类消毒剂消毒。每日开窗通风 2 ~ 3 次，每次 30 分钟

85. 社区室外道路、花园是否需要消毒？

一般情况下，室外道路、花园不需要消毒。对于确诊或疑似病例的转运停留处，需要用含有效氯 500mg/L 的含氯消毒剂喷洒消毒。

86. 社区停车场如何消毒？

对于室外停车场，每日对环境进行清扫保洁，一般不需要消毒。转运病人的停留区域，采用含有效氯500mg/L 的含氯消毒剂喷洒消毒。室内或地下保持通风、保持环境清洁，一般不需要消毒。

---

87. 社区出现了疑似病例或确诊病例，对其居所该如何进行终末消毒？

社区如有新冠肺炎疑似人员或确诊病例转出后，需要对其居住场所内的空气、物体表面、衣物等进行终末消毒。终末消毒应在当地疾控机构指导下由专业人员进行。

---

88. 社区对电梯楼道如何进行消毒？

对电梯按钮和扶手等，采用含有效氯250mg/L 的含氯消毒剂喷洒或擦拭消毒，每天 2 次，作用 30 分钟后用清水擦拭干净。电梯有通风设施的，应开启。电梯在转运病人后，应立即消毒。对电梯间、楼道，每日清扫保洁即可，一般不需消毒。对转运病人的停留区域，采用含有效氯 500mg/L 的含氯消毒剂喷洒消毒。

89. 社区公共卫生间如何进行消毒?

社区公共卫生间要加强通风换气，保持环境清洁卫生。对于高频接触的物体表面如门把手、洗手池、水龙头等部位采用含有效氯 250mg/L 的含氯消毒剂擦拭消毒，并做好环境清洁消毒记录。

90. 小区卡口登记处如何消毒?

在新冠肺炎疫情防控期间，每个小区原则上只留一个出入卡口，人员出入卡口需要测量体温、进行登记。建议登记工作由社区工作人员完成；若由出入人员自行登记的，应及时对出入人员进行手消毒。卡口区域人行通道及桌子台面每天采用含有效氯 250mg/L 的含氯消毒剂喷洒或擦拭消毒 3 次。

第三篇

健康防护

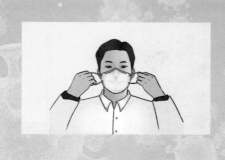

91. 为什么要开窗通风？

经常开窗有利于空气流通，及时补充氧气，保持室内空气清新，改善室内空气质量。开窗通风可有效降低室内空气中微生物的数量与密度，减少人与病原体接触机会。

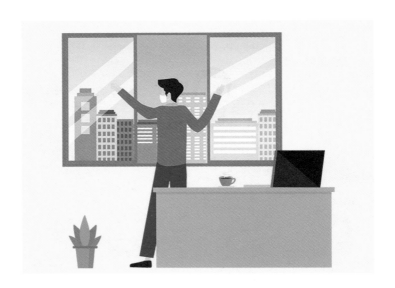

92. 预防新冠肺炎为什么要戴口罩？

飞沫传播是新冠肺炎的主要传播途径之一。飞沫是人在咳嗽、打喷嚏或说话时产生的液体颗粒，飞沫粒径一般在微米级，人的肉眼看不见、易忽略。有研究表明打一次喷嚏可以产生数万至百万个飞沫，传播距离可达2米。

新冠肺炎患者作为传染源，其体内新型冠状病毒可以附着在飞沫上，近距离传播到周边人群的鼻黏膜、口腔黏膜等部位，造成感染。因此，佩戴具有防护作用的口罩、与周围人群保持一定的社交距离，可有效预防新冠肺炎的飞沫传播。

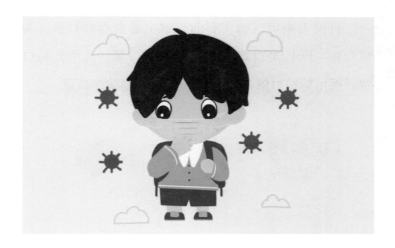

93. 口罩是如何起到防护效果的?

以医用口罩为例,其在外观上和普通棉纱口罩相似,但医用口罩在结构上有一个高效过滤层,过滤层有极细、经过驻极处理的带电荷纤维,纤维形成的弯曲通道、微小空隙可拦截、碰撞、捕获飞沫粒子。此外,病毒核酸一般带有电荷,可以被驻极体纤维的电场力所捕获。口罩过滤微生物、颗粒物的效率决定口罩的防护效果,效率越高,防护效果越好。

94. 口罩类型有哪几种?

目前大家可以购买到的口罩主要有棉纱口罩、海绵口罩、活性炭口罩,一次性医用口罩,医用外科口罩,医用防护口罩,KN95/N95 颗粒物防护口罩。

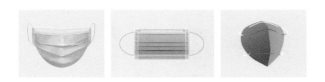

95. 不同类型口罩防护效果有什么区别？

　　棉纱口罩、海绵口罩、活性炭口罩过滤效率低，不适用于新冠肺炎的预防。一次性医用口罩、医用外科口罩、KN95/N95颗粒物防护口罩、医用防护口罩等应该根据人群风险等级、使用场景合理选择。这些类型的口罩除了过滤效率有所不同以外，还有一些其他功能，比如医用外科口罩还具备防血液穿透性能，医用防护口罩具备防血液穿透性能的同时还具备抗湿功能。

　　因此，对预防新冠肺炎而言，总体防护效果顺序如下：

医用防护口罩 > KN95/N95 颗粒物防护口罩 > 医用外科口罩 > 一次性医用口罩 > 棉纱口罩、海绵口罩、活性炭口罩

96. 佩戴口罩、脱下口罩有什么注意事项?

佩戴口罩时

- 佩戴口罩前，以及脱下口罩前后都必须洗手
- 佩戴时避免接触口罩内侧，口罩颜色深的一面向外，有鼻夹一边向上
- 上下拉开褶皱，全覆盖口鼻和下颌
- 双手指尖沿鼻夹自中间向两侧按压，贴紧鼻梁
- 适当调整口罩使其密切贴合面部
- 戴好口罩后，应避免触摸口罩
- 若必须触摸，在触摸前后都要洗手

脱下口罩时，先抓着耳襻取下口罩，不要接触口罩外侧（被污染面） ➡ 用一只手捏着口罩内侧（贴脸面） ➡ 将口罩左右对折，再对折两次，对折时不可接触污染面 ➡ 将耳襻橡皮筋拉开 ➡ 缠绕在口罩上，两至三圈 ➡ 将口罩放入密封袋，有条件的放入前在口罩上喷洒酒精或消毒水 ➡ 将装有口罩的密封袋丢入垃圾箱 ➡ 用有抑菌作用的洗手液、香皂仔细清洗手部和裸露的面部皮肤。

97. 戴多层口罩效果更好吗?

就医用口罩而言,只要正确佩戴合格产品,只需一个就能达到预期的防护效果。佩戴多个口罩反而会影响口罩和脸部的贴合度,降低气密性,降低防护效果。

---

98. 口罩可以重复使用吗?

中等风险、较低风险暴露人员佩戴的口罩可反复多次使用。在保障口罩清洁、结构完整,尤其是内层不受污染的情况下,可重复使用。

如需再次使用的口罩,可悬挂在洁净、干燥通风处,或将其放置在清洁、透气的纸袋中。口罩需单独存放,避免彼此接触,并标识口罩使用人员。

什么情况下必须更换口罩?

- 口罩脏污、变形、损坏、有异味时
- 接触新冠肺炎病例的密切接触者、新冠肺炎疑似病例、确诊病例、无症状感染者后
- 近距离接触发热、咳嗽等症状的人员后
- 出入医疗机构后

99. 使用后的口罩如何处理?

健康人群佩戴过的口罩,没有新型冠状病毒传播的风险,一般在口罩变形、弄湿或弄脏导致防护性能降低时更换。健康人群使用后的口罩,折叠捆扎成型、放入清洁自封袋中,按照生活垃圾分类的要求处理即可。

疑似病例或确诊患者佩戴的口罩,不可随意丢弃,应视作医疗废弃物,放入专用的医疗废弃物垃圾桶中,按照医疗废弃物有关流程处理,在处理完口罩后,要清洗双手。

100. 康复出院的新冠肺炎患者,需要戴口罩吗?

康复出院的新冠肺炎患者应继续进行 14 天的隔离管理和健康状况监测,佩戴口罩,有条件的应居住在通风良好的单人房间,避免与家人近距离密切接触,分餐饮食,做好手卫生,避免外出活动。严格遵从医嘱,出院后第 2 周和第 4 周到医院随访和复诊。

101. 什么时候需要洗手？

需要及时洗手的几种情况

- 打喷嚏、咳嗽或擤鼻涕之后
- 准备食物之前
- 吃饭之前
- 上厕所之后
- 接触宠物或者家禽之后
- 接触公共设施之后
- 外出回家之后
- 处理伤口或照顾病人之后
- 处理垃圾之后

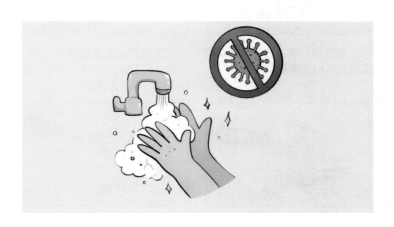

102. 什么是正确的洗手方式？

六步洗手法为正确的洗手方式

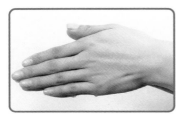

第一步，打开水龙头，用流水湿润双手，涂抹洗手液（或肥皂），掌心相对，手指并拢相互揉搓，搓出泡沫

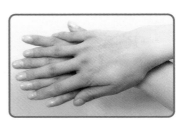

第二步，手心对手背沿指缝相互揉搓，双手交换进行

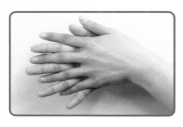

第三步，掌心相对，双手交叉沿指缝相互揉搓

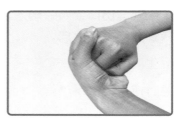

第四步，弯曲各手指关节，半握拳把指背放在另一手掌心旋转揉搓，双手交换进行

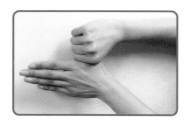

第五步，一手握另一手大拇指旋转揉搓，双手交换进行

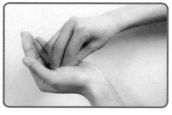

第六步，把指尖合拢在另一手掌心旋转揉搓，双手交换进行

103. 如何进行手消毒？

按照六步洗手法，使用手消
毒剂对手进行消毒。

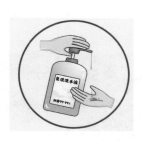

104. 孕妇如何进行居家防护？

保持居室空气清新、温度适宜，适时开窗，避免
过冷或过热，以免感冒。孕妇的毛巾、浴巾、餐具、寝
具等生活用品单独使用，避免交叉感染。随时保持手
卫生。饭前便后，用洗手液（香皂）和流水洗手，必
要时使用免洗手消毒剂；不确定手是否清洁时，避免用
手接触口、鼻、眼；打喷嚏或咳嗽时，用手肘或纸巾遮
住口鼻。

保持营养均衡，清淡饮食，避免过度进食，做好
体重控制。

避免亲朋好友探视，避免与呼吸道感染者以及 2
周内去过疫情高发地区的人接触。

保持生活规律，保证睡眠充足，多饮水，适当运
动，保持良好心态，增强自身抵抗力。

105. 老年人如何防护?

- 疫情流行期间，老年人应避免出入人员密集的公共场所，减少不必要的社交活动，外出时佩戴口罩

- 保持居住环境清洁，常开窗通风，保持室内空气流通；勤洗手；适当锻炼，作息规律；平衡膳食，合理营养

- 发生呼吸系统、循环系统疾病时，应寻求医生的专业指导

日常进行健康监测，如出现可疑症状（发热、咳嗽、咽痛、胸闷、呼吸困难、乏力恶心、呕吐、腹泻、结膜炎、肌肉酸痛等），应及时向社区报告并就医。

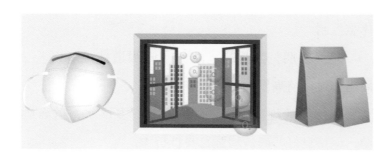

106. 家长如何做好孩子的防护？

疫情期间家长外出时做好个人防护，回家后立即更换衣服鞋子，清洗手部和脸部后再接触小孩，尽量避免亲吻孩子。不要带孩子走亲访友，谢绝他人触摸孩子或近距离与孩子说话。督促孩子勤洗手、勤洗脸、不乱摸，以防病从口入。饮食前、大小便后、接触不洁物体后要及时洗手，教会孩子六步洗手法，保持手部清洁。

107. 学生如何居家防护？

学生应尽量居家，不与同学聚会，减少到人员密集的公共场所尤其是空气流动性差的地方活动，按时上网课，完成家庭作业；开展室内体育锻炼和益智活动。每日进行健康监测，如出现可疑症状（发热、咳嗽、咽痛、乏力、恶心等），要及时告知监护人，在监护人的帮助下隔离并前往指定医疗机构就诊，随时保持手卫生，注意咳嗽礼仪。

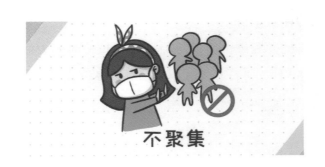

不聚集

108. 成年人如何居家健身？

身体素质较好和平常有着良好体育锻炼习惯的成年人，建议可以进行高强度间歇训练，这样能够提高心肺功能和基本力量素质，同时还能够在短时间内达到良好的锻炼效果。比如，可以做一些原地跑、俯卧撑、开合跳、波比跳等，每个动作练习 10 ～ 15 次，进行 2 ～ 4 组。

109. 老年人如何居家健身？

适当开展以功能性练习和柔韧、平衡素质提升为主的体育锻炼，针对肩、颈、腰、背这些关节部位的肌肉拉伸和转体类的练习，每组拉伸时间大概持续 20 ～ 30 秒，进行 2 ～ 4 组。另外，还可以练习一些太极拳、八段锦等。

110. 儿童青少年如何居家健身？

儿童青少年生性活泼好动，在家里应当遵循安全、科学、适度、多样化的原则进行锻炼。运动量要适度，以中低强度为主，身体微微出汗为宜，运动后要注意保暖和休息。建议上午、下午和晚上各进行 15 ～ 20 分钟的居家健身，防止返校后肥胖和近视率的急剧上升。

儿童以灵敏、柔韧、协调和平衡练习为主，比如做一些单脚站立、抛球接球、钻"山洞"、推"小车"、跳格子、爬行等运动。青少年可以加入速度、小力量（如自身体重），还有心肺耐力练习，如左右两点跑、振臂跳、原地踏步、开合跳、高抬腿、波比跳、仰卧踩单车等。有条件的可以在家里进行小哑铃或者弹力带的练习。每个动作进行 20 ～ 30 秒，依据身体的素质进行 2 ～ 4 组。

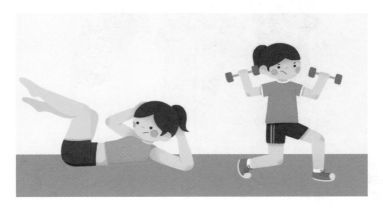

111. 疫情期间如何保持健康的生活习惯？

居室勤开窗，经常通风；家庭成员不共用毛巾，保持家居环境清洁，勤晒衣被；不随地吐痰，口鼻分泌物用纸巾包好，弃置于有盖垃圾箱内；注意营养，适度运动；合理休息、不熬夜、不过劳；不接触、购买和食用野生动物，尽量避免前往售卖活体动物（禽类、海产品等）的市场。

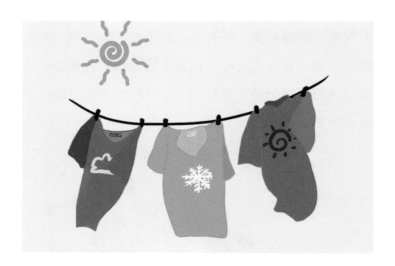

112. 居民如何在新冠肺炎疫情期间做好心理调节？

作息规律，吃好睡好，运动好；不要过度刷手机，进行一些个人喜欢的室内休闲娱乐活动；进行自我心理调节，不要过度焦虑；跟亲朋好友保持联系，寻求或提供支持和关心。

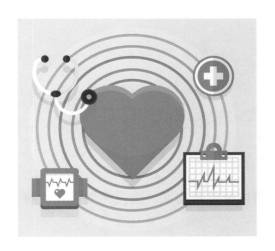

113. 中医药可以防治新冠肺炎吗？

《新型冠状病毒肺炎诊疗方案（试行第七版）》中公布了新冠肺炎中药治疗方案，提及可根据病情、当地气候特点以及不同体质等情况，参照方案的具体细则在病情不同时期进行辨证论治。如乏力伴胃肠不适可使用藿香正气胶囊（丸、水、口服液），乏力伴发热可使用金花清感颗粒、连花清瘟胶囊（颗粒）、疏风解毒胶囊（颗粒）等。

114. 居家隔离应该如何安全饮食？

疫情居家隔离期间，首先需要注意食物的安全和卫生，不吃生的或者没煮熟的蛋类和肉类等食物。切割生食和熟食所用的刀具、案板要固定且分开使用。其次，要注意均衡膳食。保证食物多样性，粗细搭配、荤素适当，多吃新鲜水果和蔬菜，补充充足的水分。

115. 社区餐馆供餐的注意事项有哪些？

疫情期间顾客尽量不要在餐馆堂食，鼓励取餐后打包带走或者由餐厅提供送餐服务。

- 餐馆做好工作人员（含送餐人员）每日体温监测，并为工作人员提供口罩和免洗手消毒剂等防护用品
- 餐馆工作人员工作时要佩戴口罩，保持手卫生
- 餐馆工作场所勤开窗通风，加强对餐具的及时消毒
- 送餐人员如果出现发热或者咳嗽等可疑症状，应停止服务，及时报告社区并就医

116. 小区收取快递时的注意事项有哪些？

收取快递优先使用快递柜，也可采用"定点收寄、定点投递"等方式接收快递。收取快递后要及时进行手卫生。

117. 乘坐电梯要注意什么？

等候及乘坐电梯时，应佩戴口罩。乘坐电梯时，尽量避免多人同乘，与同乘者保持距离。如果发现其他等候者有咳嗽等可疑症状，尽量避免同乘。不要在电梯内进食。离开电梯后，可选用洗手液（肥皂）加流水洗手，或使用手消毒剂。

118. 外出需要注意什么？

如果在疫情期间需要外出，应尽量避免到人多拥挤和空间密闭的场所。这些地方空气不流通，一旦有病毒携带者进入，病毒极易传播。优先选择步行、骑车或乘坐私家车出行，选择公共交通设施出行时需全程佩戴好口罩，避免接触公共场所的公共物品。同时，应尽可能避免与有呼吸道症状（咳嗽或打喷嚏）的人密切接触。

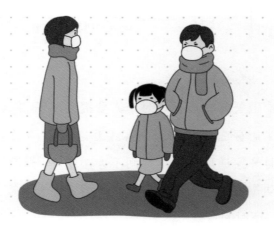

119. 外出归来应该如何做?

　　返家后首先采用正确的方式脱下口罩,并放到专门位置,一次性口罩需按照相关要求丢弃;外出所穿的外衣、鞋可以放在门口。然后选择洗手液或香皂流水洗手,或者使用手消毒剂。

120. 乘坐公共交通工具如何做好个人防护?

乘坐公共交通工具时个人要提前佩戴口罩，乘坐时减少触碰公共物品，乘客相互之间保持一定距离。乘坐时开窗通风。乘车期间不大声喧哗，不频繁走动或挪动位置，不随意进食。尽量缩短在公共交通工具内的停留时间。乘车前后均需做好手卫生。

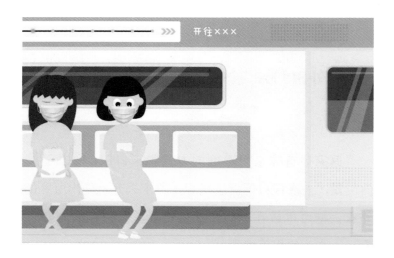

121. 私家车出行需要怎样做好防护？

私家车出行时尽量使用自然通风，天冷时，需注意穿衣保暖；司乘人员佩戴口罩，进入公共场所返回车辆后，建议进行手部消毒；私家车尽量不搭载疑似症状者。若必须搭载，应及时开窗通风，并对疑似症状者接触过的物品表面（如，车门把手、方向盘和座椅等）进行消毒，同车人员应做好健康监测。

---

122. 出租车、网约车出行防护要点有哪些？

出发前要和司机沟通好目的地，全程戴好口罩，备好手消毒剂和纸巾。

上车后要注意开窗通风，减少不必要交谈，车内设施少触碰，不在车上饮食。下车后做好手卫生。

123. 共享单车使用的注意事项有哪些？

疫情期间，使用共享单车时，骑行前对车把手、坐垫等处用消毒湿巾清洁擦拭。骑行时佩戴自备手套，骑行后及时进行手卫生。

124. 去医院就医时需要注意什么？

疫情期间若需要就医，优先选择就近的、能满足诊疗需要的、就诊人数较少的医疗机构。非发热病人就医，尽可能避开发热门诊。

- 前往医院前，做好预约和准备，建议穿着长袖衣裤
- 前往医院途中，避免乘坐公共交通工具
- 就医时，只做必要的检查和医疗操作，双手尽量不触碰公共设施和物品，就医时间尽可能缩短
- 就医全程佩戴口罩，就医结束要及时进行手卫生

125. 学生返校途中应如何防护?

学生返校乘坐公共交通工具时,建议全程佩戴口罩,尽量减少进食。返校途中做好健康监测,自觉发热时要主动测量体温,如出现可疑症状,主动戴上医用外科口罩,尽量避免接触其他人员,并告知监护人和乘务人员,遵循乘务人员的指引进行隔离或就诊。

126. 学生返校后应该注意什么?

学生返校后应每日监测体温和健康状况,尽量在校园内活动。

正确佩戴口罩,避免参加聚集性活动,如需与老师和同学发生近距离接触,应尽量保持 1 米以上距离。

应注意错峰用餐,保持手卫生及咳嗽礼仪,如出现可疑症状,要及时告知老师或监护人按规定就医。

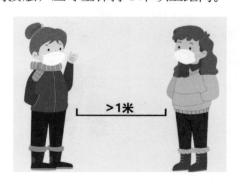

127. 个人如何在工作场所做好健康防护?

同一办公室有多人时，建议佩戴口罩，并与其他人保持适当距离。应注意保持办公室内空气流通。在咳嗽或者打喷嚏时，可先用纸巾将口鼻完全遮住，然后扔进封闭式垃圾箱内；若无纸巾，可用肘部遮挡口鼻，以防止病毒传播。尽量避免各类聚会，错峰用餐。注意保持个人卫生，勤洗手。员工如出现发热、乏力、咳嗽、咽痛等可疑症状不要带病上班，应及时报告并就医。

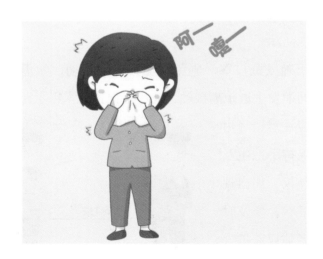

128. 企业如何做好员工健康防护？

疫情流行期间，企业应建立健康监测制度，办公场所入口应设立体温检测点，出入办公场所人员应检测体温，体温超过 37.3℃ 者不得入内。

- 减少召开集中会议，尽量通过网络采用远程视频、电话等方式召开会议
- 集中供餐的单位，应注意饮食安全与卫生，用餐应尽量采取错峰分餐，避免聚集，落座间隔应保持 1 米以上
- 保证洗手设施运行正常，员工进入办公区域、车间、宿舍应先洗手，有条件时可配备速干手消毒剂、感应式手消毒设施
- 企业应特别注意工作期间防护措施、防护物资的保障，以及人员的储备和培训

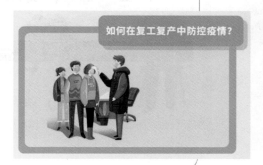

如何在复工复产中防控疫情？

129. 办公场所如何保持清洁、通风？

公共物品及公共区域（地面、走廊、卫生间、电梯等）定时清洁、消毒，保持环境卫生、清洁，及时清运垃圾；办公场所内应加强通风换气，首选自然通风，每2～4小时开窗通风一次，每次20～30分钟；人员较多的办公室，可适当增加开窗通风次数。如使用空调，应保证空调系统供风安全，保证充足的新风输入，所有排风直接排到室外。

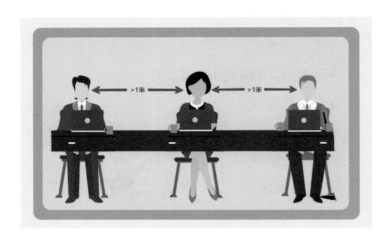

130. 目前各地都在开展复工复产复学，是否可以认为疫情基本结束？

目前，我国疫情防控取得了明显成效，整体上得到了有效控制。随着各地有序推进复工复产复学工作，以及国外疫情仍呈现上升态势，我国"外防输入、内防反弹"的疫情防控形势依然严峻复杂，因此疫情还远没有结束，我们还需加深对新冠病毒的研究，还要对疫情提高认识，防止出现反复。社区居民对新冠肺炎疫情防控一定不能松懈，一定按照相关规定做好个人健康防护，做好"四早"防控工作。

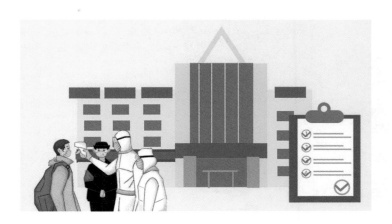